ANALYSE DES EAUX DE FORGES.

Par PIERRE-ANTOINE MARTEAU, *Docteur en Médecine, & Médecin de la Ville & de l'Hôpital d'Aumale.*

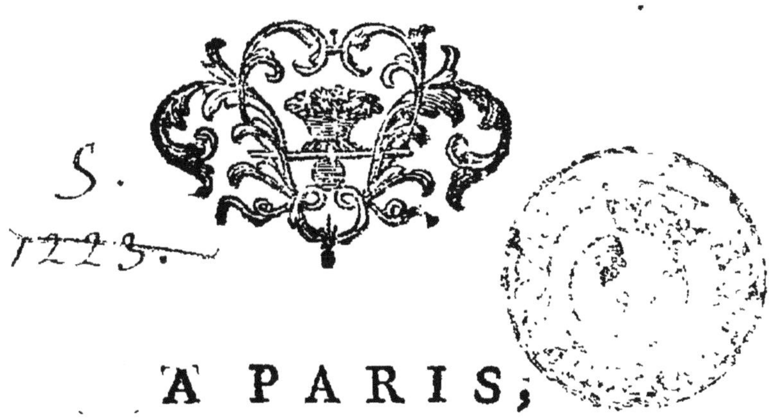

A PARIS,

Chez GUILLAUME CAVELIER, rue Saint Jacques, au Lys d'or.

<hr>

M. D. C C. LVI.

Avec Approbation & Privilége du Roi.

ANALYSE
DES EAUX
DE FORGES.

L Es Eaux minérales de Forges se sont fait un nom qui se soutient depuis près de deux siécles. M. Martin, Médecin de la Reine, s'en étant bien trouvé pour sa propre santé, augmenta de beaucoup leur réputation au commencement du dix-septiéme siécle. Leur célébrité s'accrût par les voyages qu'y firent en 1631, Louis XIII. la Reine son épouse, & le Cardinal de Riche-lieu. C'est de ces trois grands per-sonnages qu'elles ont pris le nom

A

de Royale , Reinette , & Cardinale.

Ces eaux ne se sont acquis & con-
servé cette réputation que par les es-
peces de miracles qu'elles opérent
tous les ans. Les maladies les plus
rébelles y viennent chercher un se-
cours qu'elles ne peuvent plus se
promettre des efforts ordinaires de
la Médecine. Il seroit à souhaiter
pour l'humanité qu'un Praticien fût
à portée de conserver l'histoire de
ces maladies & de leur guérison.
Cette précieuse collection d'observations faite par un homme de l'art
ne contribueroit pas peu à dissiper
des préjugés dont les Médecins les
plus habiles ne sont pas tout-à-fait
exemts. J'ai entendu plus d'une fois
des Praticiens respectables blâmer
indistinctement l'usage de ces eaux
dans l'Hydropisie. Cependant la
tradition conserve à Forges l'histoire d'un M. de la Toquenai, qui
en 1745 y fut guéri d'un ascite dé-
sespéré *. On annonce cette année

* Depuis 1718 il regne dans les Provinces septen-
trionales de la France, une maladie nouvelle que les

la guérifon d'un Américain à qui
l'an dernier la jauniffe & l'hydropifie ne laiffoient que la trifte efpé-
rance de voir bientôt finir fes maux
par une mort inévitable. L'hiftoire
de ces fuccès apprendroit du moins
à différencier les cas dans lefquels
l'hydropifie peut fe promettre du
foulagement de la part de nos eaux
ou de celles qui leur font anàlo-
gues. Le préjugé fe diffiperoit à cet
égard : mais à combien d'autres
maux ne fe trouveroit-il pas qu'elles feroient utiles, malgré les préjugés de ceux qui exercent l'Art de
guérir? Il y a long-tems qu'on a dit
que les eaux minérales étoient &
la derniere reffource de la Médecine, & le témoignage le moins équi-
voque de fon impuiffance dans cer-

Picards appellent *la Suette*, & les Normands *fie-
vre miliaire*. Elle laiffe fouvent après elle des fuites fâcheufes, telles que les fueurs colliquatives,
des fiévres hectiques, des marafmes, des flux lien-
tériques, des ardeurs à la peau, des retours pério-
diques dé la Miliaire deux ou trois fois par an. Je
n'ai rien trouvé de meilleur que nos eaux, foit pures, foit prifes avec le lait, fuivant les circonftances, toutes les fois qu'il a été queftion de préve-
nir les retours de cette maladie, ou d'en guérir les
fuites.

taines maladies chroniques. Combien de fois en effet n'arrive-t'il pas qu'on envoye aux eaux uniquement pour se délivrer des importunités d'un malade à qui l'on n'a plus rien à conseiller. Le reméde de désespoir devient souvent un reméde de salut. C'est une découverte dont on enrichiroit la Médecine ; mais elle reste ensévelie parce que personne à Forges n'est en état d'observer les symptômes d'une maladie longue, ni de suivre pied à pied les progrès de la guérison, & la maniere d'agir des eaux.

Il seroit donc d'une grande utilité d'observer chaque espéce de maladie, pour fixer les cas douteux où l'expérience auroit appris que les eaux de Forges pourroient convenir. L'exactitude de ces observations apprendroit qu'elles font un remede souverain à bien des maux que la Médecine abandonne assez souvent aux seuls efforts de la nature, ou qu'elle n'attaque qu'avec des remedes insuffisans. Un Médecin à qui l'habitude & la raison auroient

appris à doser, graduer, varier, mo-
difier , & suspendre à propos l'usage de ces eaux , sauroit écarter les
dangers que la routine entraîne
toujours après elle , & les appli-
queroit avec fruit à des maux que
la mauvaise administration de ce
remede ne fait quelquefois qu'irri-
ter.

Il ne seroit pas d'une moindre
utilité de joindre à un corps d'observations une analyse exacte des
eaux minérales de Forges. Ce n'est
même que par le concours de ces
deux moyens, qu'on peut mettre les
Médecins éloignés de Forges à portée d'en connoître l'efficacité, & de
juger de leurs vertus autant par
théorie que par pratique.

M. Bolduc a présenté à l'Académie des Sciences une analyse de ces
eaux ; mais on m'assure à Forges
qu'il ne l'a pas faite sur les lieux. J'ai
osé marcher sur ses pas. Il y a de la
témérité , je le sens autant que
personne ; mais j'ai l'avantage de
puiser les eaux à la source. Peut-on
compter sur la fidélité d'une analy-

fe faite à Paris ? Tout le monde
fait combien la Cardinale perd au
tranfport. Peut-on fe flatter de re-
trouver dans une eau battue & éva-
porée l'intégrité de fes principes.
Cette réflexion m'a fait commen-
cer dès il y a quatre ans un effai
d'analyfe fur les lieux. D'année en
année j'ai répété mes obfervations:
elles m'ont toujours donné les mêmes produits. Je ne me fuis attaché
qu'aux expériences humides. Je les
crois démonftratives. Quant aux
évaporations je n'ai pu les tenter,
elles demandent un tems, que ma
pofition & mes devoirs ne m'ont
pas permis d'y facrifier.

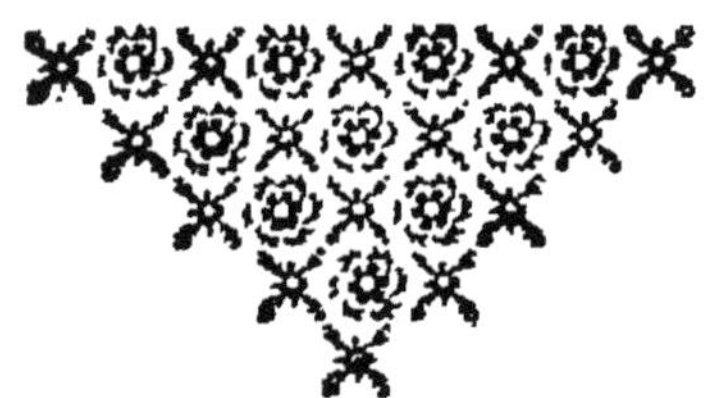

ANALYSE.

ARTICLE PREMIER.

L'Acide.

IL y a trois fontaines à Forges, la Cardinale, la Royale, & la Reinette. Les deux premieres à la source ont une odeur aigrelette, à peu-près comme l'esprit acide sulphureux. On imite fort bien cette odeur en noyant dans beaucoup d'eau commune, dans une pinte, par exemple, sept ou huit goutes d'une solution de limaille d'acier faite par l'esprit de vitriol ou de souphre. Cette odeur a fait croire jusqu'ici que ces fontaines, la premiere sur-tout, contenoient un acidule bien développé.

On sait que les acides nuds fermentent avec les alcalis. Les expériences suivantes en fournissent la preuve.

Premiere Experience.

Préfentez à l'efprit de vitriol, de nitre, de fel marin, ou de foußre, quelques goutes d'huile de tartre par défaillance, d'efprit volatil de corne de cerf, ou de la leßive de cendres de genets. Ces dernieres fubftances qui font alcalines fermenteront avec les efprits acides. Si ces efprits font noyés dans un gobelet d'eau commune jufqu'à agréable acidité, il fe fera tout au moins une effervefcence par l'addition de l'alcali. Elle fera plus promte & plus forte fi on agite le verre.

Or je n'ai jamais pu obtenir de nos eaux le moindre figne d'ébullition par l'addition de l'huile de tartre, &c. quelqu'agitation que j'aye pu donner au gobelet.

Donc elles ne contiennent pas d'acide volatil développé.

II. Experience.

Dans quatre gobelets différens verfez de l'efprit de nitre, de vitriol, de fel, de foußre. (La Chymie ne connoît que ces quatre efpeces d'acides minéraux). Ajoutez-y du firop de violettes étendu dans l'eau commune. Il rougira fur le champ.

Donc c'eft une propriété des acides minéraux de rougir le firop de violettes.

Or nos eaux mêlées avec le firop de violettes ne produifent pas ce phénoméne. J'ai même obfervé de mettre très-peu de teinture dans la vûe que l'acide pût aifément développer toute fon action fur une petite quantité de firop. Je n'ai pu obtenir la moindre rougeur.

Donc nos eaux ne contiennent pas d'acide nud.

Une troifiéme propriété des acides eft de coaguler le lait, & faire tourner la diffolution de favon.

Or nos eaux ne coagulent pas le lait & ne font point tourner la diffolution de favon.

Donc il eft démontré qu'elles ne contiennent pas d'acide nud.

Un homme verfé dans la Chymie, & qui paroît bien entendre

A v

la matiere des eaux minérales m'a objecté que l'acide des eaux de Forges étoit volatil, & qu'il n'étoit pas sur prenant qu'il ne fermentât pas avec les abforbans & les alcalis, qu'il ne rougît pas le fyrop de violettes, & qu'il ne coagulât pas le lait & la folution de favon. Si la difficulté eft fpécieufe elle n'eft pas fans réponfe.

Je veux pour un inftant que l'acide qu'on fuppofe dans les eaux de Forges foit volatil. Qu'en pourrai-je conclure ? que la ténuité, la légéreté de fes parties ne lui laiffent pas le tems de développer fon action fur les différentes fubftances qu'on lui préfente, & de produire les mêmes phénoménes que produifent les acides fixes que nous connoiffons. Il s'évapore donc auffi vîte que brille l'éclair ; il eft donc perdu pour le buveur ; il eft donc par rapport à lui comme s'il n'avoit jamais exifté dans les eaux minérales. Mais au fond eft - il bien vrai que les eaux de Forges renferment un acide volatil ? On ne peut disconvenir du moins qu'un acide volatil doit avoir de l'affinité avec l'alcali volatil, & qu'ils doivent fermenter ensemble. Or l'esprit volatil de corne de cerf, ni l'esprit volatil de sel ammoniac ne fermentent point avec ces eaux à l'instant précis qu'elles sortent de la source. Donc elles ne contiennent aucune espece d'acide nud.

ARTICLE II.

Le Vitriol.

LEs eaux de Forges ont un goût austère & stiptique. Ce goût est très-marqué dans la Cardinale, moins fort dans la Royale, & très-foible dans la Reinette. Il fait pressentir dans ces Eaux un vitriol martial. L'analogie fournit un moyen sûr de les découvrir.

Le vitriol martial strictement pris, n'est autre chose que l'acide vitriolique uni à une base martiale. Cependant on peut regarder comme autant de vitriols les sels qui résul-

tent de la combinaiſon des deux autres acides (nitreux & marin) avec
le mars. Ces différens vitriols fourniſſent différens procédés pour découvrir dans nos Eaux le vitriol
martial.

III. Experience.

Diſſolvez la
limaille d'acier
par les eſprits
{ de nitre.
de ſel marin.
de vitriol.
de ſouphre.

Mettez deux ou trois goutes de
ces diſſolutions dans quatre gobelets d'eau commune, chaque eſpe-
ce ſéparément.

Dans deux autres gobelets diſſolvez auſſi ſéparément un grain de
ſel de mars, & un grain de vitriol
vert.

Ajoutez à ces ſix gobelets un peu
de noix de galle, & vous obtien-
drez une couleur violet noir plus ou
moins foncée, ſuivant que le vitriol dominera plus ou moins, dans
chacun des ſix gobelets.

Donc au moyen de la noix de
galle les vitriols martiaux, c'eſt-à-

dire, les acides unis avec le fer
donnent à l'eau une teinture noire.

IV. Experience.

A ces six gobelets ajoutez autant
que vous le voudrez d'eau commune, & vous dégraderez, autant
que vous le voudrez, cette couleur
noire en rouge.

Donc les vitriols martiaux ne
donnent qu'une teinte rouge quand
ils ne dominent pas avec excès
dans l'eau.

Or au moyen de la noix de galle la Cardinale devient d'un violet
foncé, la Royale teint en rouge
cramoisi ; la Reinette en vin clai-
ret.

Donc les trois fontaines minérales de Forges contiennent du vitriol martial.

V. Experience.

Dans un gobelet d'eau commune dissolvez demi - grain de vitriol
de Mars. Mettez une cuillerée de
cette dissolution dans huit onces
d'eau commune , & deux autres

cuillerées de la même diſſolution dans huit autres onces d'eau commune. Ajoutez à ces trois gobelets, égale quantité de noix de galle. Ils prendront une teinture plus prompte & plus forte à proportion qu'ils contiendront plus de vitriol.

Donc c'eſt le plus ou le moins de vitriol qui fait & la promptitude & la nuance de la teinture.

Or la Cardinale teint plus vîte & plus fort que la Royale, celle-ci plus lentement & d'une couleur moins chargée. La Reinette ne teint que difficilement & preſque pas.

Donc la Cardinale contient plus de vitriol que la Royale, & la Reinette n'en contient preſque pas. La difficulté eſt de trouver la proportion. J'ai fait enſorte d'approcher de la vérité par l'expérience ſuivante.

VI. Experience.

Ajoutez à un gobelet de Cardinale deux gobelets d'eau commune bien limpides. Ce mélange avec la noix de galle vous donnera une teinte pareille à la Royale.

Donc la Royale contient deux tiers moins de vitriol.

VII. Experience.

Diſſolvez dans une pinte ou deux livres d'eau commune un grain de vitriol de Mars. Vous aurez avec la noix de galle une imitation de la nuance de la Cardinale. Dégradez la nuance par l'addition de deux autres pintes d'eau commune. Vous aurez la couleur de la Royale.

Donc la Cardinale contient deux tiers plus de vitriol que la Royale.

Il feroit à ſouhaiter que la Chymie eût trouvé le ſecret de fixer le vitriol des Eaux ferrugineuſes, de maniere à pouvoir le recueillir ſous ſa forme naturelle. Il n'auroit pas été difficile d'évaluer la quantité ſpécifique qu'en contient chaque pinte de Royale ou de Cardinale. Mais juſqu'à préſent tous les ſoins des Chymiſtes à cet égard ont été inutiles. Ils n'ont pu en obtenir un ſeul grain après des évaporations conſidérables. Ainſi on ne peut ſe guider que ſur des à-peu-près pour faire cette évaluation. L'expérience ſeptiéme donne lieu de conjecturer par analogie que chaque pinte de Cardinale contient preſqu'un grain de vitriol, & la Royale un tiers de grain ſeulement.

Cependant cette évaluation pourroit ne pas être juſte, ſi la ſuppoſition de M. Hoffman étoit vraie. Il prétend que les eaux ferrugineuſes contiennent un vitriol volatil différent des vitriols connus ſous la forme concrête. Il ſe fonde ſur la prompte extinction des Eaux : elles ceſſent de teindre après un certain tems : donc il n'y a plus de vitriol. Qu'eſt-il devenu ? Il n'a pu que ſe volatiliſer. Tel eſt ſon ſyſtême. M. Duclos ſous d'autres termes préſente à peu-près la même idée. Selon lui ce n'eſt point du vitriol que contiennent les Eaux de Forges, mais une limaille très-fine, & très-ſubtile, ou un eſprit vitriolique qui tient de la nature du fer . . . . . . Il se dégage en quatre ou cinq jours, & toute leur vertu s'évapore avec cet esprit *. J'ose rappeller à l'examen l'opinion de deux si grands Hommes. Qu'est-ce que le vitriol ? N'est-ce point le Mars uni à un acide quelconque ? Conçoit-on bien qu'un acide puis-se volatiliser le fer ? Jusqu'ici le sel ammoniac est le seul à qui l'on ait trouvé cette propriété de sublimer les métaux. Mais en effet est-il bien vrai que le vitriol se volatilise dans *les Eaux de Forges*, & s'échappe ? Non.

La preuve c'est qu'en effet le fer après l'extinction des Eaux se re-trouve tout entier sous sa forme métallique. On en recompose un véritable vitriol par l'addition de l'esprit de souphre. Ce vitriol don-ne à l'eau commune une teinte bleue au moyen de la noix de gal-le. Que conclure de cette expé-rience ? Que le vitriol ne se vola-

* Duclos, *Hist.* de l'Acad. des Sciences, année 1670 & 57 & 58.

tilise pas à l'extinction des Eaux, mais qu'il se décompose. Les expériences suivantes serviront à éclaircir ce fait.

ARTICLE III.

La terre absorbante.

ON a cru jusqu'à présent à Forges que les Eaux minérales y renfermoient un acide nud. On n'avoit garde par conséquent de soupçonner qu'elles chariassent une terre absorbante ou alcaline. M. Hoffman le premier qui nous ait débrouillé le cahos des Eaux minérales, est le premier qui l'ait découverte dans les Eaux de Pyrmont & de Spa, qu'on croyoit également acidulées. A son instar je l'ai cherché dans nos Eaux, & les preuves se multiplient pour y établir son existence.

Personne n'ignore qu'une assez petite quantité de vitriol suffit pour coaguler le lait à l'ébullition, à moins que son action ne soit bridée par la préfence d'un alcali, ou d'une terre abforbante. Les expériences fuivantes en font foi.

VIII. EXPERIENCE.

Faites diffoudre deux grains de vitriol dans une pinte d'eau diftillée pour qu'elle contienne le moins de terre abforbante qu'il fera poffible. Partagez en deux. A l'une des deux moitiés ajoutez un gobelet de lait ; à l'autre ajoutez d'abord cinq ou fix gouttes d'huile de tartre par défaillance, ou une cuillerée à Caffé d'eau de chaux, ou de leffive de cendres de genets : mêlez-y enfuite du lait à volonté. Faites bouillir ces deux mêlanges. Le lait de la premiere portion coagulera, celui de la feconde, point.

Donc c'eft la préfence des abforbans ou des alcalis qui empêche le vitriol de coaguler le lait.

Or nos Eaux bouillies avec le lait ne le coagulent pas. J'ai même obfervé de ne mêler que fort peu de lait avec la Cardinale, imaginant qu'une plus grande quantité de vitriol coaguleroit d'autànt plus promptement qu'on lui préfente-roit une moindre quantité de lait. Je n'ai pu y réuffir.

Donc nos Eaux contiennent une terre abforbante ou un alcali terreux; je dis un alcali terreux, car de l'aveu de la plûpart des Chymif-tes, les alcalis falins font enfans du feu. On ne peut les foupçonner ici.

IX. Experience.

Une feconde propriété des ter-res abforbantes eft de verdir le fi-rop de violettes. Le verd eft d'au-tant plus foncé qu'il y a plus de ter-re abforbante, ou que cette terre approche plus de la force des fels alcalis. Les fels alcalis produifent le même effet, mais plus marqué, parce qu'ils font des abforbans plus puiffans. La preuve en réfulte des expériences fuivantes.

Dans cinq vafes différens verfez fur une teinture de violettes,

    De l'eau de chaux.

    De la leffive de genets.

    De l'huile de tartre par défail-lance.

De l'esprit de sel ammoniac.

De l'eau de craye filtrée.

Ces différentes subſtances alcalines ou abſorbantes, verdiſſent plus ou moins le ſirop de violettes.

Donc les alcalis & les abſorbans ont la propriété de convertir en verd le ſirop violet.

Or le ſirop violet mêlé à la Cardinale ſe convertit en verd pâle ; mêlé avec la Royale, il donne un verd qui s'éloigne moins du bleu.

Donc nos Eaux contiennent une matiere abſorbante, la Cardinale, plus ; la Royale, moins.

Quelques perſonnes m'ont objeċté que cette expérience n'étoit pas concluante. Ils avoient diſſous un grain de vitriol dans une pinte d'eau de fontaine ; & y ayant ajouté du ſirop de violettes ils avoient obtenu à peu-près la même décoloration que donnent les Eaux de Forges. Ils prétendoient de - là que ce pouvoit être le vitriol qui produiſit ce phénomène, d'autant qu'il eſt vert.

Mais 1°. il n'est pas vrai que tous les vitriols martiaux soient verts ; il y en a des blancs. 2°. S'ils avoient su qu'il n'y a pas d'eau qui ne charie plus ou moins de terre absorbante, & qu'il est très-difficile de l'en dépouiller, ils ne seroient pas tombés dans l'erreur. Hoffman regarde cette séparation totale de la terre d'avec l'eau comme impossible ; *etiamsi centies distilletur*, dit cet Auteur. Ce n'a donc été que la terre absorbante de l'eau qu'on a mis en usage qui a verdi le sirop violat. Pour m'en assurer j'ai répété l'expérience qui a donné lieu à l'objection avec une eau de puits bien claire. Elle a réussi à peu-près comme on me l'annonçoit ; mais aussi la même eau sans addition de vitriol verdissoit également le sirop de violettes. J'en ai conclu que c'étoit l'effet de la marne à travers laquelle l'eau de ce puits couloit ; & pour mettre cette vérité plus en évidence, j'ai fait l'expérience suivante.

X. EXPERIENCE.

Dans une pinte d'eau de pluye diftillée plufieurs fois j'ai diffous un grain de vitriol de Mars. Le firop de violettes y a confervé fa couleur bleue.

Donc ce n'eft pas lë vitriol qui change la teinture de violettes en vert.

XI. EXPERIENCE.

Dans une folution d'ocre jaune filtrée diffolvez encore un grain de vitriol de Mars. Ajoutez-y du firop de violettes, il deviendra vert à peu-près comme dans la Cardinale. Une folution filtrée de craye produira le même effet.

Donc c'eft ici une terre abforbante quelconque qui donne à la folution de vitriol une teinture verdâtre.

Donc *à fimili*, c'eft auffi la terre abforbante qui dans nos Eaux concilie au firop violet la teinture verte.

Il importeroit de favoir de quelle nature eſt cette terre. On n'en peut juger que par conjecture. Eſt-elle calciforme ? il n'y a pas d'apparence. Elle ſeroit plus abſorbante, plus alcaline. Eſt-elle de la nature des crayes ? on n'en remarque aucune trace autour des fontaines. D'ailleurs un ſédiment jaune ne reſſemble pas à de la craye. Ne ſeroit-ce pas plutôt un véritable ocre jaune ? l'expérience ſuivante ſemble l'inſinuer ; mais ce n'eſt après tout qu'une conjecture.

XII. Experience.

Dans une pinte d'eau diſtillée diſſolvez deux gros d'ocre jaune. Filtrez juſqu'à limpidité égale à celle de nos ſources ; de manière qu'il paroiſſe n'être rien paſſé de la terre à travers le filtre. Diſſolvez-y un grain de vitriol de Mars. Cette eau prend teinture avec la noix de galle, verdit le ſirop de violettes, précipite un ſédiment ſemblable à celui de nos eaux éteintes par l'évaporation, & empêche la coagulation du lait.

Donc

Donc il y a lieu de conjecturer par analogie que la terre abforbante qui dans nos Eaux arrête la coagulation du lait & verdit le firop de violettes n'eft autre chofe que la portion la plus fubtile d'une terre ocreufe. Ce n'eft au refte qu'une conjecture, & je n'ai garde de prétendre que cette expérience ait force de démonftration. Je ne nierai pas qu'il ne puiffe y avoir dans nos Eaux quelques parties de craye. Mais on ne peut la découvrir que par de grandes évaporations.

La connoiffance de la terre abforbante ou alcaline dans nos Eaux eft d'une très - grande importance dans la pratique. Le célébre Fréderic Hoffman eft le premier qui l'ait apperçue dans les Eaux prétendues aigrelettes d'Allemagne. C'eft à fon inftar que je l'ai cherchée dans celles-ci. Je la foupçonnois d'autant plus volontiers que j'avois remarqué plus d'une fois que les acides emportoient les taches noires que la noix de galle me laiffoit aux doigts en faifant mes expériences. J'avois

B

aussi observé qu'une goutte d'huile de vitriol bien concentrée dissipoit en un instant la teinture la plus foncée de la Cardinale avec la noix de galle. Ces observations en démontrant l'absence d'un acide nud laissoient entrevoir l'existence de la terre alcaline. Cette prévention d'acidité répandue dans nos Eaux, a fait croire qu'elles ne pouvoient manquer de cailler le lait; & l'ordonner avec ces Eaux minérales, c'étoit à Forges une hérésie en fait de Médecine. Cette méthode a paru si nouvelle, si contraire aux idées reçues que depuis quatre ans que je l'ai proposée pour la premiere fois elle n'a cessé d'essuyer des contradictions. Les succès n'ont pu la justifier aux yeux du préjugé toujours opiniâtre. Cependant combien n'est-il pas de poitrines à qui leur délicatesse ne permettroit pas de supporter l'action du vitriol sans cet heureux mariage du lait avec les Eaux.

Cette alliance, ou si l'on veut, cette coexistence du vitriol & de la

terre abſorbante fourniſſent l'expli-
cation d'un phénomène aſſez em-
barraſſant.

On remarque que nos Eaux, la
Cardinale ſur-tout , gardées quelques jours dans des vaiſſeaux clos ,
ou quelques heures dans des vaiſſeaux ouverts , ſe troublent , de-
viennent laiteuſes , précipitent un
ſédiment jaunâtre , redeviennent
limpides , mais ſans goût , & ſans
odeur. En ce nouvel état elles ne
teignent plus avec la noix de galle.
Le ſédiment à la vérité verdit encore le ſirop violat, mais un peu plus
foiblement. Ce même ſédiment ſê-
ché au ſoleil fermente avec la fleur
de ſouphre & un peu d'eau, & après
la fermentation produit un véritable ſaffran de Mars ſulphuré. Ce
même ſédiment préſente des particules martiales que l'aiman attire ,
& ces particules martiales unies à
ſuffiſante quantité d'acide recom-
poſe un véritable vitriol de Mars
qui prend teinture avec la noix de
galle.

Pourquoi ces Eaux perdent-elles

si facilement leur vertu ? parce qu'elles ont perdu leur vitriol. Voi-là le phénomène ? qu'est-il devenu ? s'est-il volatilisé, s'est-il décompo-sé ? Voilà l'embarras.

M. Hoffman attribue l'extinction des Eaux à la volatilité du vitriol. On trouve, dit cet Auteur, dans la plupart des Eaux minérales, outre les sels alcalis & moyens.... un selvi-triolique qui est rarement fixe, mais pour l'ordinaire subtil & volatil. Ce même sel se manifeste moins dans son goût que par la couleur noirâ-tre & de pourpre foncé qu'elles re-çoivent de la noix de galle..... La volatilité de cet esprit vitriolique, ou plutôt de l'acide de ce minéral, qui constitue étant joint avec les particules martiales *le sel volatil de vitriol*, paroît principalement en ce que les Eaux minérales, qui pren-nent la teinture de la noix de galle perdent aussi-tôt qu'on les expose à l'air, dans un lieu chaud, leur goût vitriolique & la faculté qu'elles ont de changer de couleur : ce qui ar-rive encore plus promptement pour

peu qu'on les fasse bouillir *. La
matiére vitriolique des Eaux Médi-
cinales , dit-il encore ailleurs , est
volatile, au lieu que le vitriol commun est fixe. Il n'y a aucun de ceux
qui admettent un vitriol folide dans
les Eaux martiales qui ait pu en tirer un feul grain fur cent pintes ,
quelqu'effort qu'il ait fait pour y
réuffir. Quoique Van - Helmont
dans fon quatriéme paragraphe pré-
tende avoir tiré de véritable vitriol
de l'Eau de Spa par la diftillation ,
on auroit tort de l'en croire. Perfonne jufqu'ici n'a pu en tirer un
vitriol actuel par la même opération, quelqu'exacte qu'elle ait été**.

M. Duclos ne s'explique pas
moins difertement fur la volatilité
du vitriol des Eaux de Forges. M.
Morin , dit-il, fit en 1696 avec M.
Dodart, un voyage aux Eaux de
Forges qu'il ne manqua pas d'étu-
dier. Il eft conftant qu'elles font
ferrugineufes & vitrioliques. On a
dit dans l'Hiftoire de l'Académie

---

* Dictionaire de Médecine, t. 2, p. 286.
** *Ibid. Art.* Acidulæ.

de 1707, pages 40, & 41 que la folution de vitriol mêlée avec la teinture de la noix de galle devient fort noire fur le champ ; mais non l'efprit de vitriol ; & que la même teinture de galle mêlée avec de la limaille de fer devient noire, mais plus lentement qu'avec la folution de vitriol. Ces expériences découvrent la nature des Eaux de Forges. Quand on y jette de la noix de galle en poudre auffi-tôt elles prennent une couleur foible de violet qui pendant une demi-heure fe fortifie toujours, & tire enfin fur la noire ; ce qui marque que ce n'eft pas du vitriol qu'elles contiennent, mais une limaille très-fine, & très-fubtile, ou un efprit vitriolique qui tient de la nature du fer .... L'efprit vitriolique dont ces Eaux font imprégnées fe dégage en quatre ou cinq jours puifqu'au bout de ce tems elles ne prennent plus de teinture avec la noix de galle. Toute leur vertu s'évapore avec cet efprit *.

Tel eft le langage de deux célè-

* Hift. de l'Acad. des Scien. Ann. 1708. p. 57 & 58.

bres Auteurs. *Un vitriol volatil, un esprit volatil de vitriol joint aux particules martiales, un esprit vitriolique qui tient de la nature du fer.* Voilà ce qu'ils apperçoivent dans les Eaux minérales, mais ils ne veulent point y appercevoir *un vitriol fixe, un vitriol solide, un véritable vitriol.* Sur quoi se fondent-ils ? Ces Eaux perdent la faculté de teindre avec la noix de galle, on ne retrouve pas le vitriol au fond des vases, donc c'étoit un esprit avec lequel s'évapore toute la vertu des Eaux.

Je me suis fait une regle de ne point statuer sur la foi des autres, quelque réputation dont ils ayent pu jouir, & j'ose rappeller à l'examen un systême dont le premier coup d'œil est séduisant.

La Chymie nous apprend que les acides restent invariablement unis à leur base, à moins qu'ils ne rencontrent quelque corps qui puisse les en séparer, & les attirer à soi pour former avec eux un nouveau composé. C'est ainsi, par exemple, que l'acide du sel marin reste uni à l'alcali volatil dans le fel ammoniac , à moins qu'on ne lui préfente un alcali fixe qui fe faifit de l'acide , & le dégage de l'alcali volatil.

Ces corps n'attirent l'acide que parce qu'ils ont avec lui plus de rapport qu'il n'en a lui-même avec la bafe à laquelle il eft actuellement uni.

Cette attraction de l'acide ne peut fe faire fans fermentation, ou du moins fans une effervefcence quelqu'infenfible qu'elle foit.

Il ne fe fait point de fermentation ni d'effervefcence fans le fecours de l'air , ni fans une chaleur quelconque. Plus l'air eft libre & chaud , plus elles font promptes. De - là vient fans doute , pour le dire en paffant, que l'extinction de nos Eaux ne fe fait promptement qu'à l'air libre , & bien plus lentement dans des vafes exactement clos , dans lefquels furnage feulement un peu d'air entre le bouchon & la liqueur.

Or M. Geoffroy dans fa table des affinités , remarque qu'il y a plus de rapport entre les alcalis fixes ou volatils, ou la terre alcaline & l'acide, qu'entre l'acide & le Mars; de sorte que dans une eau qui seroit chargée de sel de tartre, d'esprits urineux, & de craye, l'acide, se saisiroit d'abord du sel de tartre, ensuite de l'esprit urineux, de sorte que la terre absorbante n'attireroit d'acide qu'autant que les deux alcalis en auroient laissé après la saturation. Que si on ajoutoit à ce même mêlange du saffran de Mars il seroit le dernier en prise à l'acide, & celui-ci ne se combineroit avec le fer qu'après que les trois autres substances s'en seroient saoulées.

Rien n'est donc si naturel que de voir l'acide abandonner sa base ferrugineuse pour s'unir à la terre absorbante. En ce cas le vitriol n'existe plus, puisqu'il n'étoit qu'un acide uni au fer. De cette décomposition du vitriol par l'intermède de la terre absorbante résulte une espece de sel neutre incapable de teindre avec la noix de galle. Cette théorie n'est pas sans fondement. Les expériences suivantes m'ont paru démonstratives.

XIII. EXPERIENCE.

Jettez dans une pinte d'eau de Forges cinq ou six gouttes d'huile de tartre par défaillance, ou d'esprit volatil de sel ammoniac. Agitez un inftant pour étendre ces alcalis dans l'eau. Dans le moment elles ceffent de teindre avec la noix de galle, & peu de tems après le fédiment fe précipite.

Donc les alcalis décompofent fur le champ le vitriol des Eaux.

XIV. EXPERIENCE.

Dans une pinte d'eau de puits qui fourd à travers la craye, ou dans une pinte de diffolution d'ocre jaune filtrée jufqu'à limpidité, diffol-vez deux ou trois grains de vitriol vert, ou de fel de Mars de riviere. Gardez dans un vaiffeau ouvert en lieu chaud, ou expofez-les à un feu modéré ; elles cefferont de teindre, elles deviendront troubles, elles précipiteront un fédiment jaune, en auffi peu de tems que les Eaux de Forges.

Donc la terre abſorbante décom-poſe un véritable vitriol, un vitriol concret.

Donc *à ſimili* c'eſt la terre abſor-bante qui dans nos Eaux décompo-ſe le vitriol, & opère l'extinction.

Une obſervation confirme ce ſentiment. La Royale eſt celle dont la vertu ſe conſerve plus long-tems, celle qui ſoutient mieux l'impreſ-ſion de l'air, & la ſeule qu'on puiſſe tranſporter. Or c'eſt auſſi celle qui contient le moins de terre abſor-bante, puiſqu'elle verdit moins le ſirop violet ; c'eſt en même tems celle qui a le moins de chaleur né-ceſſaire à l'efferveſcence qui accom-pagne la décompoſition du vitriol. Car le 30 Août la Cardinale ne fai-ſoit deſcendre le thermometre de M. de Réaumur qu'à ſept degrés & demi, & la Royale l'a fait deſcendre à cinq & un quart au-deſſus du ter-me de la glace.

Enfin une derniere remarque y ajoute encore quelque poids. C'eſt que ces Eaux ſéparées du ſédiment, & évaporées, donnent une légère pellicule ſaline. Ce ne ſeroit que par de grandes évaporations qu'on pourroit en obtenir une certaine quantité qui aideroit à juger de la nature de ce ſel ; mais il n'en eſt pas moins une combinaiſon de la terre alcaline avec l'acide.

Article IV.

L'Air.

IL n'eſt pas difficile de découvrir dans nos Eaux un troiſiéme principe. C'eſt l'air. Lorſqu'on puiſe ces Eaux à la ſource, il pétille dans le verre comme un vin de Champagne. Il s'échappe avec un certain éclat & ſifflement quand on débouche les bouteilles exactement ſcellées dans leſquelles elles ont été un certain tems. Ce phénomè en eſt encore plus ſenſible ſi ces bouteilles ont été quelques heures expoſées à l'ardeur du ſoleil, ou quelques inſtans au bain-marie. Si ces bouteilles ſont ſeulement coëffées

d'un morceau de veffie exactement
affujetti au gouleron de manière à
empêcher la fortie de l'air, on perce
avec une épingle après avoir également expofé ces bouteilles à l'action d'une chaleur modérée, & l'air
fort *quâ datâ portâ*, avec fifflement.

La moindre chaleur fuffit pour
manifefter cet air dans des vaiffeaux
ouverts. On voit une infinité de
bulles s'attacher aux parois des gobelets qu'on met tiédir au bain-marie. Augmentez la chaleur de quelques degrés, on voit ces bulles s'é-
lever, fautiller, & former une efpèce de brouillard à la furface du
vafe. Les Eaux communes, toutes
chofes égales, jettent bien moins
d'air, plus lentement, & plus difficilement. Les meilleures d'entr'elles
ne produifent pas, à beaucoup près,
fi fenfiblement ces phénomènes.
Auffi le pèfe-liqueur de Mercure
s'y enfonce-t'il plus que dans aucune eau ordinaire, fi on excepte
l'eau de pluie reçue immédiatement
du ciel qui paroît un tant foit peu
plus légère. La Cardinale eft enco-

re en cette partie celle qui joue le plus grand rôle.

MM. Hoffman & Arbutnot regardent ce volatil aërien, ce principe éthéré comme le plus grand principe de l'efficacité des Eaux ferrugineuſes. Il eſt aiſé de conclure de-là qu'on ne ſçauroit trop prendre de précautions pour conſerver ce fluide ſpiritueux ſi facile à s'échaper. Il y a incomparablement plus d'avantage à les prendre ſur les lieux, & autant qu'il eſt poſſible, à la ſource même ; car ce n'eſt pas d'aujourd'hui qu'on a remarqué que la Cardinale tranſportée des fontaines dans Forges même, perdoit beaucoup de l'air qu'elle contient, qu'elle devenoit plus peſante, & paſſoit moins facilement.

On obſerve que ces Eaux ſe troublent au feu, & qu'on les laiſſe refroidir, elles précipitent en peu de tems le même ſédiment qu'elles auroient précipité en les laiſſant un certain tems à l'air libre & chaud, ſans les avoir expoſées à l'action du feu.

Si, comme on le voit, le feu en aidant au dégagement de l'air intrinféque de nos Eaux concourt par-là à leur prompte décompofition, c'eft une précaution très-fage, & indifpenfable de ne tranfporter ces Eaux que la nuit. Elles ne peuvent manquer de perdre au tranfport; mais elles perdront moins à la fraîcheur de la nuit qu'à la chaleur du jour.

ARTICLE V.

Le Fer.

IL n'eft pas befoin de beaucoup de procédés pour découvrir dans nos Eaux un fer qui conferve fa forme métallique. On le trouve attaché aux canaux des fontaines fous la forme d'une poudre jaune. Cette poudre n'eft en effet autre chofe qu'un véritable Mars extrêmement fin & délié. Il fermente avec les acides, & compofe avec eux un véritable vitriol qui donne de la teinture aux Eaux communes.

Je n'ai pu obtenir que très-peu de ce ſédiment des rigoles ; mais aſſez pour conſtater par l'expérience ci-deſſus que c'eſt un véritable ſaffran de Mars. La propreté de ces fontaines qu'on lave & balaye toutes les nuits rend très-difficile la collection de ſuffiſante quantité de ce Mars.

L'expérience de l'aimant ſeroit auſſi ſûre que la récompoſition du vitriol. Mais je ne l'ai faite qu'une fois avec un aimant que le hazard me fit trouver entre les mains d'un buveur d'Eau. Il attiroit des molécules de ce ſédiment ſéché.

La Cardinale contient moins de fer en ſubſtance que la Royale, & celle-ci moins que la Reinette ; car on obſerve que la rigole de la Cardinale, & l'endroit du baſſin commun où ſe fait ſa chute ſont moins teints en jaune, que ces places jaunes ſont plus étendues à la chute de la Royale, & plus encore à la caſcade de la Reinette. D'ailleurs cette fontaine charie tous les jours à ſix heures du matin & à pareille heure du ſoir beaucoup de flocons de

rouille. Ce même phénomène se ré-
péte dans le jour trois ou quatre
heures avant les orages ou la pluie.
Ainsi c'est à tort qu'on la regarde
à peu-près comme de bonne eau
douce, & rien de plus. Elle sert à
Forges à tremper le vin faute d'autre eau de fontaine qu'on ne trouve
qu'au village de Riberpré, à demi-
lieue de distance. C'est sans doute
une heureuse nécessité qu'on soit
obligé de s'en servir. Je suis persua-
dé qu'elle concourt à la guérison
d'une manière plus efficace que ne
feroit l'eau pure. En effet doit-on
penser que ce Mars si atténué, si di-
visé qu'elle charie abondamment,
demeure sans action. Elle tache en
jaune les vases dans lesquels elle sé-
journe vingt-quatre heures. Tout
ce minéral mêlé à nos liqueurs n'y
exerce-t'il pas son effet, soit comme absorbant, soit comme fondant?
Elle est très-bonne dans les aigreurs
de l'estomac qu'elle ne manque jamais de soulager, & je l'ai vu réussir
dans de vieilles dyssenteries qui dé-
pendoient d'une sérosité saline,

âcre, & mordicante.

Les évaporations en grand pourroient achever de développer les principes inconnus de nos eaux minérales. Mais au reste que pourra-t-on s'en promettre ? S'attendra-t'on d'avoir par ce procédé les principes des Eaux tels que la nature les a combinés ? Les évaporations & les précipitations les changent & les décomposent. Il en réfulte d'autres mixtes effentiellement différens des premiers. On obtiendra peut-être quelques particules falines que les expériences précédentes n'ont pu démafquer. Encore fera-t-on fûr que la compofition de ces fels fera de l'opération de la nature ou de celle du feu ? Si c'eft, par exemple, un fel de Glauber, ne pourra-t'on pas foupçonner qu'il eft le produit de l'acide vitriolique qui a quitté fa bafe martiále pour s'unir à la bafe terreufe du fel marin par l'opération du phlogiftique. Si c'eft une félénite, ne peut-on pas la regarder comme une combinaifon de l'acide avec la terre abforbante. Au refte, je n'ai point tenté de procédés qui ne pouvoient donner que de foibles lumiéres fur les principes les moins efficaces des Eaux minérales. Je crois cette analyfe fuffifante pour fervir de bafe au traité des Eaux de Forges que je me propofe de donner dans quelque tems fi le Public agrée ces premiers effais de mon zèle.

Dans tous les tems on a fenti que s'il étoit poffible de fixer fous une forme concrète le vitriol des Eaux ferrugineufes, il en feroit plus aifé de découvrir la jufte proportion dans laquelle il fe trouve dans les différentes fources du Royaume, & comparer les degrés d'efficacité que chacune d'elles tire de ce fel minéral. Auffi dans tous les tems les Chymiftes - ont ils fait des tentatives pour y réuffir ; mais toujours inutilement. S'il en faut croire M. Hoffman, perfonne n'en a jamais pu tirer un vitriol actuel, pas même un feul grain, quelqu'effort qu'on ait pu faire & quelqu'exacte qu'ait été l'opération.

Le témoignage d'un homme fi

expérimenté dans la Chymie , &
qui a traité les Eaux minérales avec
tant de supériorité , m'a long-tems
tenu dans l'erreur. J'ai cru d'abord
avec lui que le vitriol des Eaux martiales étoit volatil. Cependant cette idée me paroissoit avoir quelque
chose de choquant. Comment con-
cevoir que le Mars pût se volatiliser? Je doutai. L'examen des sédi-
mens fortifia mes doutes. Si le Mars
se volatilise combiné avec l'esprit
acide , pourquoi retrouvé-je une
limaille très-fine au fond des Eaux
épurées? Dégagé de toute prévention, j'examinai de plus près.J'avois
appris de M. Hoffman que les Eaux
prétendues aigrelettes contenoient
un véritable alcali terreux*. Je le
cherchai dans nos Eaux ; je le trouvai ; je le jugeai capable d'opérer la
décomposition du vitriol. Pour
m'en assurer, je tentai la décomposition du sel de Mars des boutiques
au moyen d'une Eau un peu crayon-

* In quibus alcali prædominium habere prima
nostra assertio fuit. *Fred. Hoffman. Observ. Medi-
co-Chymica* , 32. *Halæ.*

neufe, mais limpide. Je vis les mêmes phénomènes que dans la décompofition de nos Eaux. La liqueur devint laiteufe, s'éclaircit,
perdit fon goût ftiptique, & la faculté de teindre avec la noix de galle. Je vis fe précipiter un fédiment
pareil à celui de la Cardinale. J'en
conclus que le vitriol des Eaux de
Forges étoit de la nature des fels
concrets. Cependant encore perfua-
dé, fur la foi de M. Hoffman, qu'il étoit
impoffible de le fixer, je regardois
cette entreprife à peu-près du même œil que la découverte de la Pier-
re Philofophale. Je n'ai même ima-
giné les expériences fixiéme & fep-
tiéme que pour évaluer à peu-près
la quantité fpécifique & relative de
vitriol que peuvent contenir nos
fontaines. Ce n'eft qu'en travaillant
à l'analyfe des Eaux minérales nouvellement découvertes à Aumale,
que j'ai commencé à entrevoir que
je pourrois rendre ce vitriol fenfible.
Un commencement de fuccès m'en-
gage à rendre compte de la manière
dont je m'y fuis pris. Ce n'eft qu'un
effai, & je ne le donne que pour

encourager les Chymiftes à pouffer plus loin cette découverte. Plus verfés que moi dans l'art de la manipulation ils perfectionneront un procédé que je n'ai pu qu'ébaucher. Je leur en abandonne le foin.

C'eft la terre abforbante qui décompofe le vitriol des Eaux de Forges. Je l'ai démontré. Comment s'y prendre pour le mettre à l'abri de l'activité de l'alcali ? Il n'eft queftion que de faouler celui-ci d'acide. Il fe métamorphofera en félénite : il n'aura plus de prife fur le vitriol. Tel fut le principe de mes conjectures. J'en fis l'effai. Je n'épargnai pas l'huile de vitriol , même jufqu'à forte acidité. Je fis évaporer jufqu'à ficcité. Je n'obtins qu'un réfidu noirâtre empireumatique , adhérent ténacement au fond du vafe. Il ne me donna aucune teinture dans l'infufion de noix de galle. Je fis de nouveau évaporer quatre pintes d'eau de la BOURBONNE chargée d'acide * jufqu'à réfidu de trois ou quatre cuillerées. Je l'étendis

---

* La plus forte des fix fontaines minérales nouvellement découvertes à Aumale.

dans de l'eau commune avec une
pincée de noix de galle. Je n'eus
pas plus de teinture que la premiere
fois. Ce peu de succès ne me dé-
couragea pas. Je devois arriver à
mon but : je le fentois. Je commen-
çai à foupçonner que je devois ac-
cufer l'huile de vitriol ; car j'avois
obfervé par le paffé que cet excès
d'acide ôtoit au vitriol la faculté de
teindre. Pour ne plus être en défaut
à cet égard, je faoulai d'acide ful-
phureux quatre pintes d'eau de la
Bourbonne ; mais je ne le fis qu'a-
vec les plus exactes précautions.
J'en effayois de tems en tems quelques cuillerées dans un verre avec
quelques gouttes de fyrop de violettes. Si elle le changeoit encore en
vert, (preuve que l'alcali dominoit
encore) je chargeois de nouvel acide. Si au contraire elle le rougiffoit
(figne certain de l'excès d'acide)
j'ajoutois de nouvelle Eau minérale dont l'alcali terreux fe combi-
noit avec l'acide furabondant. C'eft
par cette voie que je fuis arrivé au
point jufte de faturation , c'eft-

à-dire, que l'Eau minérale n'altéroit plus le moins du monde la couleur bleue du ſyrop violet. J'ai alors eſſayé avec la noix de galle cette Eau acidulée. Elle ne donnoit plus qu'une teinte d'un beau bleu clair *.

Je fis évaporer juſqu'à ſiccité ces quatre pintes d'Eau, j'ai obtenu un réſidu partie ſéléniteux, & partie vitriolique, de couleur gris cendré. J'en ai diſſous dans une légère infuſion de noix de galle : elle a pris une teinte vineuſe. J'ai donc conſervé le vitriol.

Je ne dois pas oublier que cette Eau a conſervé juſqu'à la fin de l'opération ſa limpidité, & la faculté de teindre, quoiqu'elle ſe trouble au moindre degré de chaleur, & devienne rouſſe, quand on l'évapore, telle qu'elle ſort de la fontaine.

___

* Cette expérience ſemble indiquer que la terre abſorbante ſert à développer dans le vitriol la faculté de teindre avec la noix de galle. Pour confirmer cette conjecture j'ai diſſous un grain de vitriol dans une pinte d'Eau diſtillée. Elle donnoit avec la noix de galle une teinte bleue. J'y ai ajouté quelques gouttes d'huile de tartre. La liqueur eſt devenue plus pourpreuſe & plus foncée.

Je

Je dois encore obſerver que la
ſélénite paroît ſe former la premiere.
Elle s'attache aux parois de la terri-
ne ſous la forme d'une poudre blan-
che, ſalée, fort légére, & qui a pei-
ne à ſe diſſoudre.

Je laiſſe aux Chymiſtes à exami-
ner s'il conviendroit mieux évaporer juſqu'à pellicule. C'eſt auſſi à eux
à trouver le moyen de ſéparer la ſélénite du vitriol. Je ne me pique pas
de Chymie juſques-là. Il me ſuffit
d'avoir ouvert la carrière.

Je ne dois pas omettre ici une obſervation que m'a fourni le hazard,
& qui peut être de quelqu'utilité
dans la pratique des Eaux. En fai-
ſant mes évaporations, j'avois remarqué que les Eaux ſaturées ne per-
doient pas leur limpidité par l'action
du feu. C'étoit à l'acide que j'en
étois redevable. Je préſumai que le
laps des tems ne les altéreroit pas
plus que le feu ; je me ſouvins alors
que j'avois une phiole pleine de
Cardinale à laquelle j'avois ajouté
de l'huile de vitriol, mais ſans me-
ſure. Je la trouvai très-tranſparente,

& fans fédiment. Il y avoit près de
deux mois que je la gardois. Elle
étoit très-acide , rougiffoit le fyrop
de violettes & la teinture de tour-
nefol , & ne teignoit pas avec la
noix de galle. J'y ajoutai peu-à-peu
fuffifante quantité d'Eau de chaux
premiere. Il fe fit une forte effervefcence , & après la faturation je vis
reparoître une teinture pourprée ,
mais louche. Je réitérai l'expérience avec le fel de tartre. Il fe fit une
fermentation , & la liqueur prit la
même teinture. Dans l'un & l'autre
cas , il fe fit en peu de minutes un
coagulum en grumeaux d'un rouge
noir. J'en conclus que l'acide vitriolique avoit confervé le vitriol , puif-
que celui-ci donnoit des fignes de
fa préfence , à l'aide de la noix de
galle , dès qu'on le débarraffoit de
l'excès d'acide qui s'oppofoit à fa
teinture. Je faoulai alors des Eaux
de la Bourbonne au point jufte de faturation. Je les ai confervées depuis
près de deux mois fans aucune alté-
ration ; finon qu'il s'eft fait au fond
des phioles un très - leger nuage

jaunâtre. Du refte, elles n'ont con-
traƈté aucun mauvais goût, ni mau-
vaife odeur, au lieu que celles que
je garde pures fe font infeƈtées,
& ont fait un dépôt confidérable de
couleur jaune, quoiqu'elles fuffent
auffi exaƈtement bouchées que les
premieres.

Cette addition de l'acide au point
précis de faturation ne feroit-elle
donc pas un excellent moyen de
conferver les Eaux ferrugineufes qui,
comme la Cardinale, s'éteignent
promptement? Il en réfulteroit une
félénite, efpèce de fel que fa roideur
& fa *prefqu'infolubilité* rend défobf-
truant. Cette adition pourroit ne pas
convenir dans bien des cas. Elle feroit nuifible aux poitrines foibles, aux
eftomacs travaillés d'aigreurs ; mais
on ne difconviendra pas du moins que
ces Eaux acidulées ne puiffent être
très-utiles dans toutes les maladies
chroniques où conviennent les ai-
grelets. Je croirois, par exemple,
qu'elles feroient d'un très-grand fecours dans les affeƈtions fcorbuti-
ques. Elles ne me paroîtroient pas

moins utiles dans ces hydropifies bachiques qui tiennent de près au fcorbut, & dans lefquelles une foif ardente, une langue aride, un pouls fébricitant, un teint plombé, des urines lixivieufes, noirâtres, & en petite quantité dénotent l'état putrefcent & alcalin des fluides prefque diffous. Quoi de plus propre que ces Eaux pour attaquer la caufe & les fymptômes d'une maladie fi terrible, & contre laquelle les Anti-hydropiques les plus famés ne peuvent rien ? J'ai obfervé que la leffive de cendres de genets fi fpécifique dans d'autres hydropifies ; ne fervoit qu'à augmenter les fymptômes de celle-ci, & produire une toux fatigante, & des hémophthifies. Par la raifon des contraires, les acidules doivent y convenir merveilleufement. En effet, quels fecours n'eft-il pas permis de s'en promettre ? Avons-nous égard à la caufe ? L'acide combat *ex adverfo* l'alchohol. Quant aux fymptômes, c'eft une foif ardente que l'acide noyé tempère ; c'eft la putréfaction prefque fcorbutique qu'il fufpend ; c'eft la paucité des urines dont il procure une diurèfe plus abondante & plus louable, parce qu'il change la tiffure d'un fang âcre dont les fels trop alcalefcens crifpoient les tuyaux fécréteurs des reins. La raifon, l'expérience, & l'analogie apprendront dans combien d'autres cas on peut placer des Eaux ainfi préparées. Dans les circonftances même où l'on craindroit que l'acide ne portât quelqu'échec, huit ou dix grains de fel de tartre pris immédiatement avant le premier verre, pareroient l'inconvénient ; ils abforberoient l'acide, & par une nouvelle combinaifon formeroient un tartre vitriolé capable de feconder les bons effets du Mars. La Pharmacie fait tous les jours des mêlanges monftrueux qui ne feroient pas autant exemts de blâme que celui-ci.

FIN.

APPROBATION
de M. le Doyen

VU le rapport des Commiſſaires nommés par la Faculté, je conſens au nom de la Faculté, que ce Livre ſoit imprimé. Donné à l'Aſſemblée du 23 Décembre 1755.

CHOMEL,
Doyen de la Faculté.